Musculation Programmation et Exercices

Construisez votre entraînement

©2022 Andrea Raimondi
www.fitnessedintorni.it

AREdit.com

=== Andrea Raimondi ===

Dédié à Luciano et Pinuccia

=== Andrea Raimondi ===

INDEX

=== Andrea Raimondi ===

Présentation

Parfois, dans le gymnase, il m'arrive d'entendre des discours liés à l'entraînement qui sont pleins d'irrationalité et de non-sens.

Il arrive parfois d'entendre des gens qui s'entraînent depuis des années et qui ne savent pas ce que ils font: ils ne savent pas pourquoi ils font 5 ou 10 répétitions; pourquoi ils font 3 séries et non 5. Ou ils chargent poids au hasard. Il arrive parfois de voir des entraîneurs qui font des exercices avec de mauvaises exécutions: trop rapides, avec rebond, ou ils aident à lever la barre pour clore une dernière répétition "fondamentale". Ce livre a été écrit en pensant à ces gens, bien sachant qu'ils ne le liront jamais.

Au lieu de cela, il sera lu par ceux qui veulent comprendre ce qu'on leur a dit de faire dans le gymnase. De ceux qui veulent être indépendants et qui veulent pouvoir créer leur propre entraînement personnalisée. Il sera lu par ceux qui ne courent pas après les tendances mais souhaitent acquérir des bases solides relatives à la programmation et à la construction de «fiches» de entraînement. Dans ce livre, vous trouverez tout ce que vous devez savoir sur la façon d'organiser vos entraînements, quels exercices utiliser, quelles sont les variables importantes. Sont indiquées les principales méthodes de périodisation pour construire des cycles d'entraînement qui ont du sens, en fonction des objectifs fixés.

C'est le premier livre que je présente aux sportifs français dans leur langue. J'espère qu'il sera utile.

Périodisation

Périodiser signifie planifier un programme d'entraînement afin de gérer correctement les variables qui le composent. Dans le but d'assurer une réponse optimale de l'organisme par rapport à l'objectif que vous souhaitez atteindre, qu'il s'agisse de l'augmentation de la masse musculaire ou de la force.

Sur la base de la théorie générale de l'adaptation, on suppose que le corps soumis au stress de l'exercice réagit en augmentant la synthèse des protéines et d'autres mécanismes métaboliques qui conduisent à la surcompensation des protéines qui composent les muscles, initiant ainsi le processus d'augmentation et renforcer les capacités des muscles eux-mêmes.

Mais avec le temps, le muscle, s'il est soumis au même stimulus, ralentit ou arrête sa croissance précisément en raison de la capacité d'adaptation de l'organisme. D'où la nécessité de varier les stimuli d'entraînement en modifiant les variables d'entraînement pour assurer la réponse compensatoire souhaitée.

Périodiser signifie également insérer la seule séance d'entraînement dans un cycle de séances.

Généralement on parle de **macrocycle**, **mésocycle**, **microcycle**.

Le **microcycle** peut être considéré comme la semaine de séances d'entraînement, le **mésocycle** regroupe une série de microcycles. Un ensemble de mésocycles constitue le **macrocycle**.

L'art de la musculation et de la recomposition corporelle consiste essentiellement à planifier (et à exécuter!) des micro, méso et macro cycles afin qu'il soit fonctionnel à l'acquisition de la masse musculaire, sans oublier évidemment le rôle d'une bonne nutrition.

Il est clair que la solution optimale est de trouver le plan d'entraînement adapté à chacun. Une bonne planification empêchera le corps de s'habituer au stress de l'entraînement, car il est capable de modifier les principales variables d'entraînement: intensité, volume, intervalles de repos, fréquence, sélection d'exercices, effort requis.

Trois types de périodisation peuvent être identifiés : la périodisation **linéaire traditionnelle**, la périodisation **non linéaire** ou ondulée, la périodisation **inverse**.

Dans la **périodisation traditionnelle**, il existe une relation inverse entre le volume et l'intensité. Cela conduit à alterner des mésocycles à fort volume et à faible intensité à des mésocycles à faible volume et à forte intensité (charge). On passe alors d'une période de forts volumes à une période de faibles volumes en augmentant l'intensité. Cela peut entraîner une augmentation du stress métabolique et conduire dans certains cas (mais cela concerne finalement le sportif de haut niveau) au seuil de surentraînement.

Pour surmonter les problèmes de stress métabolique induits par la périodisation traditionnelle et pour maintenir un état hypertrophique plus important (le volume, est l'un des facteurs de l'hypertrophie), plusieurs modifications ont été proposées à l'approche traditionnelle.

Certaines de ces approches proposent de faire varier le volume et l'intensité au sein d'un *même mésocycle,* alternant des semaines à haut volume avec des semaines à haute intensité, créant une périodisation **ondulée**.

La **périodisation inverse** conduit à insérer une période d'hypertrophie, augmentant le volume et réduisant la charge, à la fin d'un macrocycle traditionnel.

À l'heure actuelle, cependant, il n'existe aucune preuve scientifique indiquant quelle est la meilleure approche pour l'hypertrophie. De plus, la réponse hypertrophique dépend finalement de la réponse individuelle à l'ensemble des facteurs qui régissent l'hypertrophie elle-même: il ne sera jamais possible de reproduire les mêmes conditions sur le même individu qui suit une fois l'approche de périodisation traditionnelle et une autre fois la périodisation des onduleé.

En définitive, ce qui compte, **c'est la réponse individuelle** apportée par sa génétique, toutes autres conditions étant égales: *combien* de *fibres musculaires de type I et II* sont majoritairement composées des différents muscles d'un individu. Certains gagneront plus de développement musculaire à partir d'un volume élevé et d'une faible intensité, d'autres à partir d'une intensité élevée et d'un faible volume. D'autres encore d'un itinéraire intermédiaire entre les deux options.

La magie et *la compétence de l'entraîneur consistent à utiliser et à manipuler les variables disponibles pour trouver la meilleure solution pour l'individu*, en garantissant une condition qui n'atteint pas le surentraînement.

En général, par commodité, nous pouvons garder les valeurs suivantes pour créer les fiches des différents mésocycles.

Phase métabolique ou **décharge**
Série: 2/3
Répétitions: 20/25
Charge: jusqu'à 60% 1RM

Phase d'hypertrophie
Série : 3/4
Répétitions: 6/12
Charge: à 60% - 80% 1RM

Phase de force
Série: 4/5
Répétitions: 3/5
Charge: à 85% - 100% 1RM

On peut construire sur ces paramètres la périodisation des méso-cycles ou microcycles en faisant varier le volume, la charge, en augmentant ou en diminuant la récupération entre les séries, en alternant la vitesse d'exécution.
Toujours dans les limites d'un mouvement correct.

FRÉQUENCE D'ENTRAÎNEMENT

On peut décider au sein du mésocycle d'adopter des stratégies *full body* ou des stratégies basées sur des *split routine*.

Avec un entraînement *full body*, tous les principaux groupes musculaires sont entraînés à chaque séance.

Avec les *split routine*, par contre, il est décidé de n'entraîner que quelques groupes musculaires à chaque séance.

Le choix dépend du temps disponible et des compétences d'entraînement de l'individu. Toutes ces techniques visent à entraîner tous les groupes musculaires plus d'une fois dans le microcycle, qui correspond généralement à une semaine.

Il n'y a pas grand chose à redire sur l'entraînement full body, de toute façon en entraînant tous les muscles il n'y a pas de stratégie particulière autre que le choix de l'exercice à réaliser.

Habituellement, les entraînements *full body* ne garantissent pas une récupération adéquate des muscles. C'est aussi pour cette raison que certains systèmes se sont développés au fil du temps, qui permettent une augmentation de la fréquence d'entraînement, tout en permettant une récupération adéquate des muscles entraînés. Tout cela est réalisé en utilisant des *split routine* pendant le micro-cycle (généralement la semaine) d'entraînement.

Une *split routine* consiste simplement à répartir les muscles à travailler sur les différents jours d'entraînement, généralement au moins quatre par semaine.

EXEMPLE de fiche Full Body

Session	Exercice	Volume
Dos, Epaules, Pectoraux Biceps, Triceps Quadriceps, Ischio-jambiers Fessiers, Abdominaux	Développé couché	3 x 10
	Pulley	3 x 10
	Pull down	3 x 10
	Military Press	4 x 10
	Curl haltères	3 x 10
	Développé couché haltères	3 x 10
	Leg Curl	3 x 15
	Squat	3 x 10
	Leg Extension	3 x 15
	Calf	4 x 12
	Crunch	3 x 30

Dans les pages suivantes, j'ai inclus les principaux types de *split routine*.

Split Partie supérieure/Partie inférieure (Upper/Lower Body)

Cette division implique l'entraînement du haut du corps dans une séance et du bas du corps dans une autre. Habituellement, de **un à trois exercices** sont utilisés pour chaque district musculaire, avec une fréquence d'au moins quatre séances par semaine (deux pour la partie supérieure et deux pour la partie inférieure).

EXEMPLE de fiche Split Partie supérieure/Partie inférieure

Session	Exercice	Volume
A **Partie supérieure** Dos, Epaules, Pectoraux Biceps, Triceps	Tractions	3 x Max
	Rameur avec guidon	3 x 10
	Curl haltères	3 x 10
	French Press	3 x 10
	Military Press	4 x 10
	Développé couché	3 x 10
	Développé couché haltères	3 x 10
B **Partie inférieure** Quadriceps, Ischio-jambiers Fessiers, Abdominaux	Leg Curl	3 x 15
	Leg Press	3 x 20
	Leg Extension	3 x 15
	Calf	4 x 12
	Fentes	3 x 10
	Crunch	3 x 30

Split Pousser / Tirer (ou Push / Pull)

Avec ce type de *split routine*, les muscles sont divisés selon le type de mouvement, c'est-à-dire entre les muscles qui servent à pousser et les muscles qui servent à tirer. Dans la séance A, les muscles de poussée sont insérés et dans la séance B, les muscles de traction. Pour au moins quatre session par semaine. Ou si trois séances hebdomadaires sont prévues, il est possible d'alterner d'une semaine à l'autre : A-B-A la semaine initiale et B-A-B la semaine suivante, et ainsi de suite.

En fonction du temps disponible, il est possible d'insérer plus d'un exercice par groupe musculaire.

EXEMPLE di fiche Pousser / Tirer

Session	Exercice	Volume
A **Pousser** Epaules, Pectoraux, Triceps, Quadriceps, Abdominaux	Military Press	4 x 10
	Squat	3 x 10
	Crunch	3 x 30
	French Press	3 x 10
	Développé couché	3 x 10
B **Tirer** Dos, Ischio-jambiers Biceps, Lombaires	Curl haltères	3 x 10
	Tractions	3 x max
	Leg Curl	3 x 15
	Soulevés de terre	3 x 12

Split par plans de mouvement

Cette *split* consiste à diviser les sessions d'entraînement selon les plans de mouvement: mouvements de poussée verticale et horizontale, mouvements de traction verticale et horizontale. Pour les jambes, il y a des exercices prédominants pour les quadriceps ou les hanches. Une session d'entraînement sera consacrée aux exercices de mouvement vertical et une autre aux exercices de mouvement horizontal, y compris des exercices pour les jambes prédominantes du quadriceps ou, alternativement, des exercices avec un mouvement prédominant au niveau des hanches. Deux à quatre sessions hebdomadaires sont prévues.

EXEMPLE de fiche Split par plans de mouvement

Session	Exercice	Volume
A Mouvements plan horizontal Jambes quadriceps dominant	Leg Extension	3 x 15
	Squat	3 x 10
	Développé couché	3 x 10
	Élévations latérales	3 x 10
	Curl haltères	4 x 10
	Crunch	3 x 30
B Mouvements plan vertical Jambes hanches dominant	Leg Curl	3 x 15
	Tractions	4 x max
	Military Press	3 x 12
	Pull Down Corde	3 x 12
	French Press	3 x 10
	Crunch	3 x 30

Split Jambes, Pousser, Tirer et exercice complémentaire

Dans ce modèle de split routine, chaque séance est composée d'exercices "de base" pour les jambes, pousser, tirer et d'un exercice complémentaire à ajouter à chaque session, en alternant les trois mouvements. Deux à cinq séances par semaine, en alternant la session de semaine en semaine

EXEMPLE de fiche

Split Jambes, Pousser, Tirer et exercice complémentaire

Session	Type	Exercice	Volume
A	**Pousser base** choisir un type d'exercice	Développé couché	3 x 15
		Développé incliné	3 x 10
		Dip	3 x 10
		Military Press	3 x 10
	Pousser complémentaire choisir un type d'exercice	Développé couché haltères	4 x 10
		Croix	3 x 12
	Tirer base choisir un type d'exercice	Tractions	3 x max
		Rameur haltère long	3 x 12
		Rameur haltère	3 x 12
	Jambes base choisir un type d'exercice	Squat	3 x 10
		Soulevés de terre	3 x 10

Session	Type	Exercice	Volume
B	**Pousser base** choisir un type d'exercice	Développé couché	3 x 15
		Développé incliné	3 x 10
		Dip	3 x 10
		Military Press	3 x 10
	Tirer base choisir un type d'exercice	Tractions	3 x max
		Rameur haltère long	3 x 12
		Rameur haltère	3 x 12
	Tirer complementare choisir un type d'exercice	Pulley	3 x 12
		Lat machine	3 x 12
		Élévations latérales	3 x 12
	Jambes base choisir un type d'exercice	Squat	3 x 10
		Soulevés de terre	3 x 10

Session	Type	Exercice	Volume
C	**Pousser base** choisir un type d'exercice	Développé couché	3 x 15
		Développé incliné	3 x 10
		Dip	3 x 10
		Military Press	3 x 10
	Tirer base choisir un type d'exercice	Tractions	3 x max
		Rameur barre	3 x 12
		Rameur haltère	3 x 12
	Jambes base choisir un type d'exercice	Squat	3 x 10
		Soulevés de terre	3 x 10
	Jambes complementare choisir un type d'exercice	Fentes	3 x 12
		Leg Press	3 x 12
		Leg extension	3 x 12

Split "Russe"

C'est un *split* très utilisé en Powerlifting, il prévoit au moins trois séances hebdomadaires dans lesquelles un groupe musculaire entre les jambes, la poitrine et le dos est mis en évidence dans une s donnée, en ajoutant des compléments et/ou des exercices pour les bras. En Powerlifting les exercices dits "fondamentaux" sont clairement privilégiés : squat, développé couché, soulevé de terre.

EXEMPLE de fiche Split "Russe"

Session	Exercice	Volume
A **Jambes** **Pectoraux**	Squat	4 x 8
	Développé couché	3 x 10
	Leg Press	3 x 12
	Fentes	3 x 12
B **Pectoraux** **Jambes** **Triceps**	Développé couché	4 x 10
	Squat	3 x 10
	Développé incliné haltères	3 x 12
	French Press	3 x 12
C **Dorsal,** **Biceps**	Soulevés de terre	4 x 8
	Ramuer	3 x 10
	Pulley	3 x 12
	Curl haltères	3 x 10

Split "Protocole Raimondi"

C'est le split que je propose habituellement à ceux qui s'entraînent avec moi.

Il se compose de cinq sessions hebdomadaires dans lesquelles alterner les sessions comme suit A-B-C-A-B. Les muscles déficients sont entraînés au moins trois fois par semaine tandis que les autres groupes musculaires au moins deux fois. Dans l'exemple ci-dessous, vous trouverez une fiche qui suppose que vous avez des muscles déficients dans vos jambes.

EXEMPLE de fiche Split "Protocole Raimondi"

Session	Exercice	Volume
A **Jambes** **Pectoraux**	Leg Curl	4 x 12
	Développé couché	4 x 12
	Leg Extension	4 x 12
	Ecartés avec haltères	4 x 12
B **Dorsal** **épaules**	Military Press	4 x 12
	Élévations latérales	4 x 12
	Pulley	4 x 12
	Lat machine	4 x 12
C **Jambes,** **Biceps,** **Triceps**	Pull Down Corde	4 x 12
	Curl haltères	4 x 12
	Leg Extension	4 x 12
	Leg Press	4 x 12

EXEMPLES DE PÉRIODISATION

Un exemple de **périodisation traditionnelle** peut consister en les mésocycles suivants:

4 semaines de *conditionnement général* full body avec trois sessions par semaine

4 semaines *d'hypertrophie* full body avec trois sessions par semaine

4 semaines de *force* full body avec trois sessions par semaine

SEMAINES	1	2	3	4	5	6	7	8	9	10	11	12
Phase métabolique	███	███	███	███								
Phase d'hypertrophie					███	███	███	███				
Phase de force									███	███	███	███

Un exemple de **périodisation ondulée** peut être le suivant:

3 semaines de *conditionnement général* full body avec trois sessions par semaine

1 semaine *d'hypertrophie* full body avec trois sessions par semaine

1 semaine de *force* full body avec trois sessions par semaine

1 semaine de *conditionnement général* full body avec trois sessions par semaine

1 semaine *d'hypertrophie* full body avec trois sessions par semaine

1 semaine de *force* full body avec trois séances par semaine

	SEMAINES							
	1	2	3	4	5	6	7	8
Phase métabolique	■	■	■					
Phase d'hypertrophie				■				
Phase de force					■			
Phase d'hypertrophie						■		
Phase de force							■	
Phase métabolique								■

ou

3 semaines de *conditionnement général* avec des split routine quatre jours par semaine

2 semaines *d'hypertrophie* avec split routine quatre jours par semaine

2 semaines de *force* avec des split routine quatre jours par semaine

1 semaine de *conditionnement général* avec split routine sur quatre jours par semaine

2 semaines *d'hypertrophie* avec split routine quatre jours par semaine

2 semaines de *force* avec des split routine quatre jours par semaine

	SEMAINES											
	1	2	3	4	5	6	7	8	9	10	11	12
Phase métabolique	■	■	■									
Phase d'hypertrophie				■	■							
Phase de force						■	■					
Phase d'hypertrophie								■				
Phase de force									■	■		
Phase métabolique											■	■

ou encore on peut prévoir des split routine dans le micro cycle en divisant la semaine en *jours d'hypertrophie* et jours de force et après 4-6 semaines introduire *une semaine de décharge.*

	JOURS						
	1	2	3	4	5	6	7
Phase métabolique	■						
Phase d'hypertrophie		■	■				
Phase de force				■			

Au sein de chaque périodisation sont décidés le **type de progression des charges et le volume de travail.**

En définitive, les augmentations de charges peuvent être constantes de semaine en semaine (ou toutes les deux semaines) ou cyclées (chaque semaine on commence avec un poids inférieur au dernier entraînement mais avec un poids supérieur au premier). Dans ce dernier cas, on peut identifier des variations croissantes d'un entraînement à l'autre de manière constante, ou avec des variations toutes les semaines, ou à chaque certain nombre d'entraînements.

Quelques graphiques clarifieront le concept.

Dans le graphique ci-dessous, nous voyons une ***progression simple*** des charges effectuées chaque semaine ou chaque méso-cycle.

Volume

Séries x répétitions	3 x 10		3 x 10		3 x 10		3 x 10
Poids Kg	30		40		50		60
Volume	900		1200		1500		1800

PROGRESSION SIMPLE

Volume										
Séries x répétitions	6 x 10	3 x 10	3 x 10	3 x 10	3 x 10	3 x 10	3 x 10	3 x 10	3 x 10	3 x 10
Poids Kg	30	40	50	60	70	40	50	60	70	80
Volume	900	1200	1500	1800	2100	1200	1500	1800	2100	2400

STEP BACK

Dans ce cas, *step back*, après un certain nombre de semaines, au cours desquelles les charges ont progressivement augmenté, des charges plus faibles sont à nouveau relevées, en partant toutefois d'un niveau supérieur au niveau initial.

Dans notre exemple, nous commençons par un nouveau cycle d'augmentation en utilisant le poids soulevé la deuxième semaine (40 kg.).

La mise en œuvre de ce type d'augmentation de charge conduit à une *programmation par vagues*, comme le montre le graphique ci-dessous.

De cette manière, le nombre de semaines décidé en phase de programmation est repris avec un poids inférieur et la montée en charge est relancée. Par rapport à une augmentation linéaire continue, cette modalité permet une meilleure phase d'adaptation de l'organisme aux efforts auxquels il est soumis, tout en garantissant une augmentation de volume en fin de macrocycle.

[26]

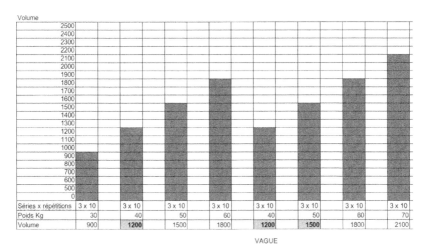

VAGUE

Une élaboration plus poussée du concept est donnée par la progression illustrée par le graphique suivant, qui décrit une *vague step back*:

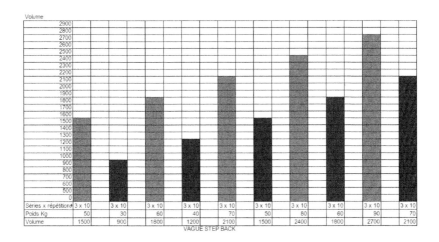

VAGUE STEP BACK

Comme on peut le déduire de l'image, il y a deux phases de progression des charges, qui s'alternent de semaine en semaine.

Un dernier exemple, appelé "*escalier*", implique que la même charge et le même volume sont répétés pendant deux semaines consécutives (ou deux mésocycles consécutifs), avant de procéder à l'augmentation de la charge. On laisse ainsi le temps à l'organisme de s'adapter à un effort donné avant de le pousser à casser à nouveau l'homéostasie.

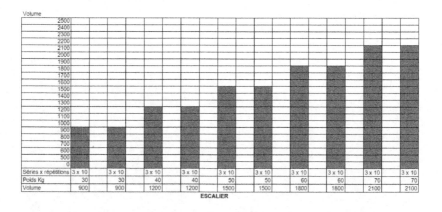

Séries x répétitions	3 x 10	3 x 10	3 x 10	3 x 10	3 x 10	3 x 10	3 x 10	3 x 10	3 x 10	3 x 10
Poids Kg	30	30	40	40	50	50	60	60	70	70
Volume	900	900	1200	1200	1500	1500	1800	1800	2100	2100

ESCALIER

Comme vous pouvez le voir, nous pouvons créer des combinaisons infinies dans les microcycles et les mésocycles, en gardant toujours la *réponse individuelle*.

A cet égard, **il faut garder une trace** des tendances des différentes sessions puis noter le travail effectué en termes de séries, de répétitions et de charge utilisée, ainsi que le temps de récupération.

Ci-dessous, *un exemple de page pour annoter les entraînements*, qui indique l'exercice effectué, le nombre de répétitions et la charge utilisée.

Workout Log Book

Date ....

WEIGHT .... MON / TUE / WED / THU / FRI / SAT / SUN

MUSCLE GROUP .... HOW I FEEL 1 / 2 / 3 / 4 / 5 / 6

START TIME .... FINISH TIME ....

WATER

STRENGTH TRAINING

☐ UPPER BODY   ☐ LOWER BODY   ☐ ABS

CARDIO			
EXERCISE	TIME	DISTANCE	CALS BURNED

EXERCISE	SET	1	2	3	4	5	6
	REPS						
	WEIGHT						
	REPS						
	WEIGHT						
	REPS						
	WEIGHT						
	REPS						
	WEIGHT						
	REPS						
	WEIGHT						
	REPS						
	WEIGHT						

Pour mieux comprendre comment le corps réagit à l'entraînement, il est également nécessaire de prendre note de certains paramètres tels que **le poids, la température, les circonférences, la fréquence cardiaque.**

Retrouvez plus d'informations sur les mesures et indices dans mes livres dédiés à la recomposition corporelle tels que "*Natural Bodybuilding and Body Recomposition*" ou "*Woman and Fitness*". Pour toute une année d'entraînement dont vous pouvez vous inspirer pour vos cartes, je vous recommande mon "*Complete 12 Months Workout Plan: Improve Fitness, Build Muscles, Increase Strenght*".

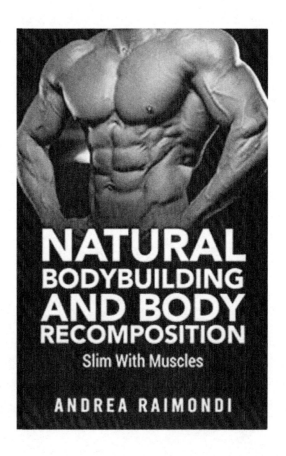

Variables d'entraînement

Volume

Le paramètre de volume représente la quantité totale de travail effectué lors d'une session d'entraînement ou sur une certaine période de temps. Il est défini comme la somme des répétitions effectuées pendant la séance d'entraînement, ou plutôt, comme la somme des répétitions effectuées avec une certaine charge: nombre de séries multiplié par le nombre de répétitions à son tour multiplié par les kilogrammes soulevés. En clair, plus le volume est élevé, plus une session d'entraînement de même durée globale est lourde.

Par exemple, 3 séries de 10 répétitions avec 50 kg équivalent à 1.500 kg de volume. En additionnant le volume effectué pour chaque exercice d'une session, vous aurez le volume total de la session elle-même. Des études confirment qu'un plus grand volume produit un plus grand stress métabolique et une plus grande réponse hypertrophique.

Ainsi, en modifiant l'un des paramètres qui composent le volume, la quantité est modifiée. Mais s'il est vrai qu'en supposant que vous soulevez 10 kg, vous avez le même volume avec 10 séries de 10 répétitions ou avec 5 séries de 20 répétitions, la réponse est différente, par exemple en termes de fatigue musculaire. En effet, en réalisant un plus grand nombre de séries, plus la possibilité de récupération musculaire est grande (avec le même temps de repos entre une série et l'autre) et plus le métabolisme dispose de temps pour reconstruire l'énergie consommée dans les mouvements musculaires effectués. Par conséquent, en plus de la charge, *la durée des temps de récupération* doit également être prise en compte. La **charge** est l'autre variable qui constitue le volume, et est une variable directement liée à l'hypertrophie. Pratiquement toutes les études montrent qu'une charge plus importante correspond à un développement plus important.

Pour créer nos plans d'entraînement, nous disposons déjà de ces variables: le **nombre de séries**, la **durée de repos** entre une série et l'autre, le **nombre de répétitions** et la **charge**.

Il existe une corrélation physique inverse entre la charge soulevée et le nombre de répétitions: plus la charge est élevée, plus le nombre de répétitions est faible. C'est une équation triviale et évidente pour tout le monde.

La charge avec laquelle nous ne pouvons effectuer qu'une seule répétition, en utilisant un mouvement articulaire correct, est indiquée par **1RM**. Il représente la limite maximale, la capacité de charge maximale d'un sujet. En dessous de cette limite et, par conséquent, avec des charges plus faibles, nous pouvons effectuer plus d'une répétition, pour un exercice donné.

En général, les preuves scientifiques et pratiques indiquent que pour **entraîner la force**, nous devons utiliser des charges de 80-90-100% de 1RM, pour **entraîner l'hypertrophie** des charges de 65% à 80% de 1RM.

Fréquence

Le paramètre de fréquence indique combien de fois les sessions d'entraînement sont effectuées. À cette fin, la semaine est généralement prise comme référence, pour plus de commodité. Nous pouvons également parler de fréquence d'entraînement pour un seul groupe musculaire, lors de l'évaluation du nombre de fois qu'un groupe musculaire particulier a été entraîné.

Le *microcycle* représente la période pendant laquelle tous les groupes musculaires sont entraînés. Dans tous les cas, la durée d'une semaine est également prise comme référence dans ce cas. Dans cette période de temps, nous pouvons *définir les jours d'entraînement et les jours de repos* entre une session et une autre.

Il a été mis en évidence par certaines recherches que des fréquences d'entraînement plus élevées conduisent, toutes autres conditions étant égales, à des améliorations de la masse musculaire. On discute souvent de quelle est la meilleure fréquence, c'est-à-dire, in fine, le temps de récupération nécessaire entre une session et une autre d'entraînement pour maximiser l'hypertrophie. Ces dernières années, quelques recherches ont été produites sur ce sujet, mais *il n'existe toujours pas de preuves scientifiques précises* sur la durée optimale de récupération entre un entraînement et un autre: certaines recherches arrivent à la conclusion de la nécessité de laisser passer au moins 48 heures entre une session et l'autre, d'autres disent qu'il vaudrait mieux attendre au moins 72 heures. Généralement les fiches, plus ou moins pré-remplies, prévoient 3 entraînements hebdomadaires entrecoupés d'un ou plusieurs jours de repos. Ceci particulièrement dans le cas d'entraînements *full body*: avec cette cadence, tous les muscles du corps sont entraînés au moins trois jours par semaine. Ou, pour les athlètes plus avancés, des *split routines* sont utilisées dans lesquelles tous les groupes musculaires ne sont pas entraînés en une seule session, mais les muscles à entraîner sont séparés. Par exemple, les muscles du haut du corps et les muscles du bas du corps sont divisés. De cette façon, il est possible d'augmenter le nombre de sessions d'entraînement et cela permet également une plus grande variété d'exercices, pour la même durée, par rapport à une routine qui utilise la méthode en *full body*.

En tout cas, certains auteurs soulignent à quel point la résilience dépend beaucoup de la génétique d'un individu. Encore une fois, plusieurs tentatives et une approche scientifique sont nécessaires pour optimiser les efforts en termes d'augmentation de la masse maigre. Cela affecte non seulement la fréquence à laquelle vous vous entraînez, mais aussi la façon dont vous vous entraînez. Il faut savoir, par exemple, quels muscles ont besoin de plus de travail car ils se fatiguent moins vite, car ils sont composés majoritairement de fibres à contraction lente et quels muscles se fatiguent rapidement car ils sont majoritairement composés de fibres à contraction rapide.

Charge (Intensité)

La charge est l'une des principales variables qui génèrent l'hypertrophie musculaire. Nous entendons par là, tout d'abord, le poids en kilogrammes soulevé lors des répétitions. C'est une variable qui dépend du niveau d'entraînement du sujet et de sa force. Pour être utilisé dans la préparation des différents protocoles d'entraînement, il doit être compris dans un sens relatif, c'est-à-dire en pourcentage de la charge maximale levée dans un exercice donné, en pourcentage de 1RM. Ce pourcentage par rapport au 1RM fournit indirectement une mesure de l'intensité de l'effort soutenu pendant l'entraînement. La répétition avec une charge maximale est indiquée par « 1RM ». Au fil du temps, certaines hypothèses ont été formulées pour obtenir la valeur de la répétition maximale, sans avoir à l'établir directement en testant les plafonds. À cette fin, des tableaux ont été compilés qui rapportent le nombre de répétitions effectuées avec une charge donnée. Grâce à ces tableaux, il est possible d'établir la charge maximale d'un sujet en théorie. Si, par exemple, avec 50Kg, vous effectuez un maximum de 10 répétitions, d'après le tableau que j'ai entré ci-dessous, cela correspond à 75% de 1RM. La charge maximale d'un sujet dans cet exercice particulier devrait donc être de 67 kg. Au-delà des formules utilisées, qui peuvent changer avec le temps à la suite de nouvelles recherches ou études, le tableau est pratique, pour nos besoins, pour pouvoir créer des plans d'entraînement. De cette façon, avec la variation de la capacité de charge soulevée, nous pourrons établir si nos efforts vont vers les objectifs fixés.

Corrélation
entre répétitions maximales et intensité
en pourcentage de 1RM

100,00% 1RM	=	1 répétition maximum
95,00% 1RM	=	2 répétitions maximum
93,00% 1RM	=	3 répétitions maximum
90,00% 1RM	=	4 répétitions maximum
87,00% 1RM	=	5 répétitions maximum
85,00% 1RM	=	6 répétitions maximum
83,00% 1RM	=	7 répétitions maximum
80,00% 1RM	=	8 répétitions maximum
77,00% 1RM	=	9 répétitions maximum
75,00% 1RM	=	10 répétitions maximum
70,00% 1RM	=	11 répétitions maximum
67,00% 1RM	=	12 répétitions maximum
65,00% 1RM	=	15 répétitions maximum
60,00% 1RM	=	20 répétitions maximum

Type d'exercices

Varier les exercices est essentiel pour le développement musculaire. Cela permet d'entraîner différentes parties du muscle et cela est particulièrement vrai pour les muscles qui ont différents points d'insertion sur le squelette. Si l'on prend par exemple le deltoïde ou le trapèze ou encore le pectoral, ces muscles permettent des mouvements sur différents plans, en utilisant davantage certaines zones. Dans le cas du pectoral, avec le développé couché, on sollicitera davantage les zones centrales du muscle, tandis qu'avec le développé incliné on sollicitera davantage les zones supérieures du pectoral. En général, dans un exercice, une zone du muscle est touchée différemment selon le plan de travail sur lequel se déroule le mouvement.

Une des principales distinctions dans le type d'exercices concerne la distinction entre exercices **multiarticulaires** et **monoarticulaires**.

Les premiers impliquent, pendant leur exécution, plusieurs zones musculaires, et leur mouvement concerne plusieurs articulations simultanément. Les seconds impliquent une seule articulation et généralement un seul muscle. Les exercices multiarticulaires, tels que les *squats*, sont généralement plus exigeants au niveau systémique et pourront être utilisés davantage dans les phases où une plus grande activation métabolique est nécessaire, étant donné la dépense énergétique plus élevée.

Progression

Définir une progression dans les variables d'entraînement est fondamental pour essayer de maximiser les résultats hypertrophiques de l'entraînement lui-même. Dans tous les cas, vous devez toujours garantir le bon volume et une charge adéquate pendant la session d'entraînement.

Une progression se concrétise par la modification d'une des variables principales de l'entraînement, comme l'augmentation du nombre des séries, ou des répétitions, ou encore de la charge utilisée entre un microcycle et l'autre, ou entre un mésocycle et l'autre.

Par exemple, si dans le premier microcycle nous avons exécuté 3 séries x 12 répétitions, en utilisant comme poids maximum 15kg; dans le microcycle suivant nous pouvons augmenter les séries, en maintenant constants les autres paramètres. Nous allons donc exécuter 5 séries x 12 répétitions avec 15 kg,u nous pouvons augmenter les kg levés en maintenant le numéro de série et de répétitions. Par exemple nous allons faire 3 séries x 12 répétitions avec 17 kg. Pour vérifier si nous pouvons maintenir la progression pendant les entraînements, il est essentiel de tenir un journal d'entraînement dans lequel noter les exercices, la charge, la série, les répétitions, les temps de récupération et les notes sur la perception de l'effort. On pourra ainsi vérifier concrètement si nos entraînements vont dans la direction voulue. Vous pouvez également utiliser un WebApp comme *www.pt-manager.com*

TUT (Durée de répétition)

TUT est l'acronyme de «Time Under Tension», c'est-à-dire *temps sous tension*, et indique la durée du mouvement musculaire lors d'une répétition. Il est exprimé en secondes.

Si l'on pense au mouvement effectué lors d'une répétition, on constate que celui-ci peut se décomposer en 4 phases: une phase où le poids est déplacé en le soulevant (dite phase *excentrique*), une phase où l'extension maximale (ou contraction *maximale*) est atteint et le mouvement s'arrête (*arrêt isométrique* en position *allongée*), puis revient à la position de départ, en abaissant la charge (phase *concentrique*), jusqu'à l'arrêt du mouvement (*arrêt isométrique* en position *raccourcie*), avant de commencer la répétition suivante.

Pour chacun de ces instants, il est possible de modifier sa durée: monter et descendre la charge plus lentement ou plus vite, augmenter ou diminuer la durée de la pause entre les deux mouvements.

Il est d'usage d'exprimer ces quatre phases par des chiffres, comme 3141, qui indiquent respectivement la durée en secondes de la phase excentrée, la durée de l'arrêt en position allongée, la durée de la phase concentrique, la durée de l'arrêt en la position raccourcie.

Puisqu'il n'existe aucune preuve scientifique certaine sur le moment optimal pour les différentes étapes de répétitions, au fil du temps, différentes écoles de pensée se sont formées: il y a ceux qui affirment que c'est la répétition rapide qui garantit un développement musculaire maximal et ceux qui affirment le contraire, en visant une vitesse de montée et de retour lente ou très lente.

De notre point de vue, comme pour les autres variables que nous avons vues, il faut *expérimenter* quelle est la meilleure vitesse pour un sujet donné. Dans tous les cas, il est essentiel de faire varier les stimuli dans les différents mésocycles également du point de vue de la vitesse d'exécution.

La seule règle valable dans les entraînements avec surcharges: garder toujours un mouvement contrôlé, avec une exécution la plus propre possible.

Concentrez-vous sur le muscle que vous entraînez.

En ajustant le temps sous tension on a donc une autre flèche à notre arc pour tenter de stimuler le développement musculaire.

Repos entre les séries

Même avec du repos entre les séries, il est possible d'affecter les résultats du développement musculaire. En effet, la diminution du temps de pause entre une série et une autre augmente le stress métabolique et les réponses de synthèse hormonale et protéique.

Par conséquent, à volume et intensité identiques, des pauses plus petites entre les séries entraînent une accumulation de substances pro-hypertrophiques et également une plus grande accumulation de fatigue.

Le rapport entre l'effort et la fatigue doit donc être dosé correctement. L'expérience, et enregistrer le travail effectué en notant les réponses du corps à travers la mesure de certains paramètres physiques, peuvent indiquer quel est le bon mélange entre l'effort et la fatigue à laquelle soumettre le physique.

Techniques d'entraînement

Nous présentons ci-dessous une série de méthodologies spécifiques pour l'entraînement contre les résistances développées au fil du temps par la pratique dans le gymnase.

Il n'existe pas d'études démontrant avec certitude quelle méthode est préférable à une autre. Encore une fois, nous pouvons utiliser ces techniques comme un outil *qui peut permettre la variabilité dans les stimuli d'entraînement.*

Le fait est que pour obtenir une augmentation de la masse musculaire il faut du temps, de la constance, et un plan d'entraînement qui garantisse l'augmentation correcte des stimuli d'entraînement.

ENTRAÎNEMENT EN CIRCUIT

L'entraînement en circuit comprend l'exécution d'un certain nombre d'exercices, complétant une série pour chaque exercice, et passant à l'exercice suivant sans repos entre une série et l'autre. A la fin des exercices établis, le repos est effectué. A la fin duquel il est repris avec le premier exercice prévu par le plan d'entraînement. En annulant le repos entre les exercices, on augmente le travail cardio-vasculaire, on augmente le stress métabolique et la phase aérobie. Pour ces raisons, il peut être utilisé dans les programmes visant à la perte de poids.

Il peut être utilisé, entre autres, de la manière suivante:

• En organisant toute les sessions d'entraînement en un seul circuit à répéter un nombre déterminé de fois.

• En réglant la session d'entraînement avec 2 ou plusieurs minicircuits peut-être divisés par zones musculaires.

PYRAMIDALES

L'entraînement avec la méthode pyramidale prévoit une augmentation du poids soulevé à chaque série. La charge et la fatigue plus importantes qui s'accumulent progressivement dans le muscle entraîné entraînent une diminution du nombre de répétitions.

Par exemple:

1ère série: 12 répétitions (50% 1RM)

2ème série: 10 répétitions (augmentations de poids)

3ème série: 8 répétitions (augmentations de poids)

4ème série: 6 répétitions (augmentations de poids)

5ème série: 4 répétitions (augmentations de poids)

Parfois, vous continuez avec d'autres séries en réduisant la charge et en augmentant les répétitions

6e série : 10 répétitions (réduire les kg)

7ème série : 12 répétitions (réduire les kg)

LES PYRAMIDALES DESCENDANTES

Dans ce cas, nous commençons avec un poids élevé, avec lequel nous effectuons quelques répétitions, et à chaque série, nous enlevons le poids et augmentons les répétitions.

Par exemple:

1ère série: 85% 1RM X 5 répétitions (ou jusqu'à l'insuffisance musculaire)

2ème série: 80% 1RM X 6 répétitions (ou à une défaillance musculaire)

3e série: 75% 1RM X 7 répétitions (ou à une défaillance musculaire)

4ème série: 70% 1RM X 9 répétitions (ou à une défaillance musculaire)

MÉTHODE BULGARE (lourde / légère)

Il consiste à effectuer une série jusqu'à épuisement musculaire avec une charge élevée, à travers une gamme de répétitions allant d'un minimum de quatre à un maximum de six; une fois l'épuisement concentrique atteint, l'outil sera déchargé de 20-30% du poids à soulever et vous continuerez à pousser jusqu'à épuisement musculaire. Il est important de minimiser le temps d'arrêt entre les deux séries, comme si nous faisions en théorie une seule série. Le but de la première partie de la série, c'est-à-dire la série lourde, est de recruter un grand nombre de fibres blanches et d'essayer de les amener à l'épuisement. Avec la deuxième partie de la série, celle réalisée après le déchargement du poids, il sera possible de continuer à travailler les fibres non encore recrutées, conduisant également à l'épuisement. A cet effet, le déchargement du poids de l'outil est décisif, qui doit être tel (de 20 à 30% de la charge initiale) qu'il permette de poursuivre le travail le temps nécessaire, en effectuant au moins 6 à 8 répétitions, et épuisent la disponibilité énergétique des fibres impliquées.

PAUSE DE REPOS

Avec cette technique vous effectuez un nombre limité de répétitions (6 ou 8) avec un poids élevé (90% 1RM).

Atteint d'épuisement musculaire, reposez-vous pendant 15 à 20 secondes et effectuez une répétition, un autre repos de 15 à 20 secondes et répétez une autre répétition, en continuant pendant encore trois répétitions ou plus.

RÉPÉTITIONS 1 et 1/4

Avec cette technique, une répétition est effectuée. À la fin de la phase de levage, une deuxième répétition est effectuée mais pas pour tout l'arc du mouvement, comme d'habitude, mais pour un arc partiel (généralement un quart du mouvement), en répétant la procédure pour le nombre de répétitions prévu. Il s'agit donc de s'arrêter dans la position finale du mouvement et de reculer d'1/4 du mouvement et d'effectuer la répétition partielle.

RÉPÉTITIONS FORCÉES

Il s'agit d'une méthode qui implique l'aide d'un partenaire d'entraînement qui, une fois l'échec musculaire atteint, vous permet d'effectuer un certain nombre d'autres répétitions, aidant à soulever le poids.

SÉRIE A 21 (7 + 7 + 7)

Cette technique consiste à effectuer 21 répétitions consécutives pour chaque série, en les divisant en trois mouvements différents: 7 répétitions en soulevant la charge jusqu'à mi-mouvement, 7 répétitions avec une amplitude de mouvement complète et 7 répétitions de la position intermédiaire à la position finale de contraction maximale. Il peut y avoir plusieurs variantes, basées sur le moment où le mouvement complet est exécuté, qui peuvent être exécutés au début, à l'intérieur ou à la fin de la série.

SÉRIE BULLDOZER (répétition globale)

Cette méthode consiste à effectuer un nombre prédéterminé de répétitions, généralement de 30 à 50, en s'arrêtant à chaque défaillance musculaire. Puis, en reprenant la série jusqu'à ce que le nombre de répétitions établi soit atteint. En clair, plus la série dure, plus il faut augmenter le repos entre une mini série et la suivante.

SÉRIE INTERROMPUE

Cette méthode consiste à effectuer 5 répétitions avec un poids égal à 80% 1RM puis à se reposer pendant 20 secondes, effectuer encore 5 répétitions avec le même poids, se reposer encore 20 secondes et effectuer d'autres répétitions jusqu'à l'échec. Après une pause de 3 minutes, faites une nouvelle série.

SUPER SLOW

Cette méthode consiste à effectuer les répétitions de la manière la plus lente et la plus contrôlée possible, aussi bien pour la phase excentrique que pour la phase concentrique, par exemple 10 secondes pour la phase concentrique, et 5 secondes pour la phase excentrique.

STRIPPING

Avec cette technique, un certain nombre de répétitions sont effectuées avec une charge élevée et le poids est progressivement diminué, en effectuant le nombre maximum de répétitions possible à chaque changement de charge. Par exemple, nous commençons avec 80% 1RM pour 5-6 répétitions, déchargeons le poids (de 10 ou15%) et l'épuisement musculaire est atteint. Vous déchargez à nouveau et effectuez d'autres répétitions jusqu'à épuisement des muscles.

SUPERSET

Il s'agit d'effectuer successivement *deux* exercices, en réalisant une série de l'un et une série de l'autre, en ne se reposant qu'à la fin des deux séries. Voici les principales variantes :

Superset de *muscles antagonistes*. Dans cette variante les deux exercices à réaliser en superset font référence à deux groupes musculaires antagonistes, par exemple : Pectoral – Dos ou Biceps – Triceps ou Quadriceps – Fémoral.

Superset pour le *même groupe musculaire*. Les deux exercices à réaliser en superset font référence au même groupe musculaire. Habituellement, le sur-ensemble se compose d'un exercice multi-articulaire de base et d'un exercice secondaire, qui est généralement un exercice d'isolement. Un exemple classique pour les pectoraux : Développé couché barre + Spinte Développé incliné haltères. Ou pour les dorsales : Tractions lat-machine + Poulie.

TRISET

Technique similaire aux supersets, mais les exercices à effectuer sont au nombre de *trois*, généralement du même groupe musculaire. Il permet un grand épuisement musculaire. Cette technique est généralement utilisée sur les gros groupes musculaires, qui peuvent supporter ces types de travail, comme les pectoraux, les dorsaux, les quadriceps.

Évaluation fonctionnelle

Avec l'évaluation fonctionnelle, est surveillée la performance d'un sujet. Cela peut être utile pour évaluer si le programme progresse dans la direction souhaitée, en particulier lorsque vous souhaitez augmenter votre force ou votre masse musculaire.

En ce qui concerne la musculation et pour fixer les horaires d'entraînement, certains tests sont importants qui permettent de connaître le *maximum* dans un exercice donné. Comme nous avons déjà vu, les tables d'entraînement tiennent compte des pourcentages de charge par rapport à la charge maximale dans un exercice donné. De plus, effectuer les tests maximum à la fin de chaque mésocycle peut témoigner de l'augmentation ou de la diminution de la force d'un athlète et permet de faire varier, sur cette base, les variables d'entraînement ou de nutrition.

Test 1RM

5 répétitions sont effectuées, augmentant le poids à chaque levée. On en déduit quel poids maximum il a été possible de soulever.

La formule de Brzycki

Avec cette formule, il est possible d'obtenir le maximum du sujet de manière *indirecte,* grâce au nombre de répétitions effectuées avec une charge donnée.

1 RM théorique = charge soulevée / [1,0278 - (0,0278 x répétitions effectuées)]

Ce n'est là qu'une des nombreuses formules proposées par la littérature scientifique pour calculer le maximale. De notre point de vue, il peut être utile comme indice de la capacité physique d'une personne. Voici un tableau qui permet une estimation rapide de l'intensité en pourcentage de la répétition maximale en fonction du nombre de répétitions effectuées avec un poids donné. À partir du pourcentage, il est facile de remonter à la répétition maximale théorique: si avec 50 kg je peux effectuer un maximum de 8 répétitions dans un exercice donné, cela signifie que je suis à 80% de la répétition maximale.

La répétition maximale sera donc de 50 * 100/80 = 62,5 Kg.

**Corrélation
entre répétitions maximales et intensité
en pourcentage de 1RM**

100,00% 1RM	=	1 répétition maximum
95,00% 1RM	=	2 répétitions maximum
93,00% 1RM	=	3 répétitions maximum
90,00% 1RM	=	4 répétitions maximum
87,00% 1RM	=	5 répétitions maximum
85,00% 1RM	=	6 répétitions maximum
83,00% 1RM	=	7 répétitions maximum
80,00% 1RM	=	8 répétitions maximum
77,00% 1RM	=	9 répétitions maximum
75,00% 1RM	=	10 répétitions maximum
70,00% 1RM	=	11 répétitions maximum
67,00% 1RM	=	12 répétitions maximum
65,00% 1RM	=	15 répétitions maximum
60,00% 1RM	=	20 répétitions maximum

Rythme cardiaque

Ce paramètre peut être utile pour surveiller l'état de fatigue et pour définir certains programmes d'entraînement.

A partir du calcul approximatif de la fréquence cardiaque maximale donnée par: 220 - âge, nous pouvons déduire les pourcentages de fréquence cardiaque optimale en fonction de l'objectif que nous avons:

Pour l'entraînement cardiovasculaire, 70 à 80% de la FC Max

Pour une perte de poids de 60 à 70% de la FC Max

Pour une activité modérée, 50-60% de la FC Max

Pour un calcul plus précis, on peut utiliser la formule de *Karvonen* qui prend en compte la fréquence cardiaque au repos.

On obtient la fréquence cardiaque de réserve qui multipliée par le pourcentage de travail que l'on souhaite conserver et additionnée à la fréquence cardiaque au repos donne la fréquence cardiaque à conserver pendant l'activité physique, selon les formules suivantes.

FC de réserve (FCrés) = FC max - FC repos

Intensité relative = FCrés x %FCrés + FC repos

Activité aérobie

L'activité aérobie est ce type d'activité motrice qui nécessite une forte consommation d'oxygène au fil du temps. Les réserves de glycogène s'épuisent suite au travail musculaire. Le travail musculaire entraîne une augmentation de l'utilisation des réserves énergétiques en consommant le glycogène contenu dans les muscles et en utilisant les apports énergétiques de l'organisme sous forme d'acides gras présents dans le tissu adipeux.

L'activité aérobie est donc utile en cas de perte de poids ou dans une phase de définition musculaire, qui peut succéder à une phase de hypertrophie, car elle permet de consommer plus de calories que la musculation.

Évidemment, plus l'activité motrice dure longtemps, plus la consommation d'énergie sera élevée. Une course à vitesse modérée est généralement recommandée, en essayant de maintenir votre fréquence cardiaque entre 65 et 80% de votre fréquence cardiaque maximale.

Cette fréquence cardiaque maximale peut être obtenue de façon grossière mais indicative avec la formule suivante :

FCMax = 220 - âge.

La durée minimale d'activité aérobie recommandée, afin d'avoir un bénéfice dans le temps en termes de condition physique et d'amélioration métabolique, est d'au moins 20 minutes par session.

Dans tous les cas, vous ne perdez pas de poids en faisant de l'exercice mais en maintenant un déficit calorique durable. L'activité aérobie aide ce processus car elle augmente la consommation de calories et permet donc d'augmenter la part du déficit calorique précité.

Pour avoir une idée du rôle de l'activité aérobie dans la perte de poids, nous pouvons utiliser certaines formules utiles, développées au fil du temps par des spécialistes des sciences du sport, telles que les suivantes:

Dépense énergétique (Kcal) = 1Kcal x Kg de poids x Km parcourus (*formule d'Arcelli*). Par exemple 1Kcal x 60 (Kg. poids) x 10 (Km. parcourus) = 600 Kcal consommées.

Sur la base de certaines études, les pourcentages d'utilisation des glucides et des lipides ont été établis en fonction du pourcentage de la fréquence cardiaque maximale, à travers le *Quotient Respiratoire* et le *VOmax* (consommation d'oxygène).

Une fréquence cardiaque inférieure à 80% de la fréquence cardiaque maximale nous amène à brûler en moyenne 70% de glucides et 30% de graisses. Revenant à notre exemple, pour connaître la quantité de Kcal de graisse brûlée il faut calculer 30% de 600 Kcal, ce qui correspond à 180 Kcal. Un gramme de graisse correspond à 9 Kcal, mais dans le corps humain la masse grasse (adipocyte) est associée à de l'eau, pour laquelle 1Kg de graisse corporelle représente environ 7.000 Kcal et non 9.000 Kcal, comme cela peut paraître en multipliant 1Kg par le 9 Kcal généré à partir d'un 1 gramme de graisse. Donc, 1 gramme de graisse corporelle correspond à 7Kcal. En pratique, lors de la session d'entraînement de notre exemple, 180 Kcal / 7 = 25,7 grammes de lipides ont été consommés. Pour perdre, par exemple, 2,57 Kg. (25,7 grammes * 1000 grammes (1Kg)), tous les autres paramètres inchangés, vous devez parcourir 10.000 km. Il est clair que pour obtenir des résultats en termes de perte de poids, on ne peut faire l'impasse sur un régime générant un déficit calorique durable. Et cela est vrai quel que soit le type de régime en vogue à un moment donné. Vous pouvez également perdre du poids en mangeant plus de glucides si votre apport calorique global est inférieur à votre consommation d'énergie.

Quelle activité aérobie utiliser? Tout dépend des préférences personnelles et de la saison. Il est toujours préférable de pratiquer cette activité à l'extérieur, en courant ou en faisant du jogging.

Pour ceux qui commencent maintenant avec une activité aérobie, par exemple avec la course, je recommande de commencer par une activité légère, avec des *marches* de 20 minutes.

Lors de la **première phase**, nous essaierons d'augmenter la durée de l'entraînement de 5-10 minutes à chaque sortie, jusqu'à 45 minutes.

Dans la **deuxième phase**, après les 15 premières minutes de marche, une course légère est lancée, à tenir pendant 5 minutes.

Dans cette phase, nous essaierons d'augmenter le temps pendant lequel nous courons à chaque fois, par rapport au temps pendant lequel nous marchons.

Lorsque vous pouvez courir pendant au moins 45 minutes, vous pouvez augmenter votre vitesse de course.

Dans ce cas, des périodes de marche lente alterneront avec des périodes de marche rapide.

Par exemple, 15 minutes de course lente, 5 minutes de course rapide, en alternant les deux vitesses pendant la séance d'entraînement et en essayant à chaque fois d'augmenter la durée de la course rapide.

Tableau récapitulatif des phases 1 et 2 d'un entraînement aérobie, en l'occurrence, de la course à pied, d'une personne non entraînée. Si vous ne pratiquez qu'une activité aérobie, nous vous recommandons au moins 3 sessions d'entraînement par semaine. Si par contre vous pratiquez également des sessions de musculation, nous vous recommandons une ou deux sessions par semaine, selon le type de préparation (que ce soit pour la force, la masse ou la préparation générale).

PHASE 1	Minutes de marche	Minutes de course	Temps total
Semaine 1	20		20
Semaine 2	30		30
Semaine 3	40		40
Semaine 4	45		45

PHASE 2	Minutes de marche	Minutes de course	Temps total
Semaine 1	15	10	25
Semaine 2	15	15	30
Semaine 3	15	20	35
Semaine 4	15	25	40

DÉFINIR LES OBJECTIFS

Pour obtenir ce que vous voulez, il est essentiel d'être clair sur le but à atteindre. Cela est vrai dans toutes les activités humaines. Sans avoir défini au départ ce que vous souhaitez obtenir de votre entraînement, il devient difficile de définir correctement un programme avec les fiches d'exercices associées.

Plus l'objectif sera précis, mieux il sera possible de calibrer les interventions en fonction de l'avancement du parcours au fur et à mesure du déroulement du programme.

Les principaux objectifs que vous souhaitez atteindre avec un entraînement programmé peuvent concerner une augmentation de la **masse musculaire**, une augmentation de la force, une **diminution de la graisse corporelle**. Bien qu'à première vue, il puisse sembler que les objectifs susmentionnés soient tous liés les uns aux autres, ce n'est pas vrai dans la pratique: il existe différents principes à suivre dans la construction de plans visant à atteindre l'un ou l'autre objectif. Dans tous les cas, cependant, il est nécessaire d'établir un *point de départ*. Dans notre cas, il s'agit de connaître le poids maximal qui peut être relevé dans un exercice donné. Pour cela il faut au moins connaître directement ou indirectement la charge maximale dont dérivera ensuite la progression de l'entraînement. De plus, dans tous les cas, il est nécessaire de garder une trace des résultats obtenus à chaque session d'entraînement, d'où la nécessité de tenir un journal d'entraînement, sous forme papier ou électronique, comme indiqué dans un chapitre précédent.

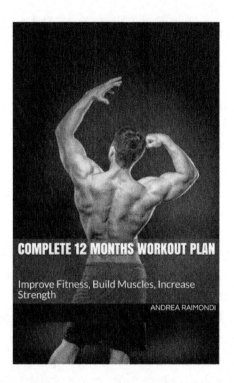

"This book gives you what most workout programs lack: a definite guide how to structure your weight lifting throughout a year's course. For a few bucks you get a solid template for a reasonable macrocycle. The exercise selection is pretty raw, nothing fancy at all - but then again Raimondi offers more of a fundamental template you can customize as you get more experience - not the next shiny new workout fad you see on social media these days. Beginners though can follow the plan simply as it is. Great prize value." Critique de B. Lehner Amazon (version anglaise)

DÉFINIR LE CHEMIN

Nous avons vu précédemment les principes fondamentaux qui distinguent les différents objectifs, que je rapporte ici par commodité. Cela nous permet de construire une progression qui prend la forme d'un ensemble des sessions d'entraînement, dans lesquelles les différentes variables d'entraînement vont varier. Il est toujours bon d'insérer une phase de *décharge* après un cycle de force ou d'hypertrophie. Pour la perte de poids, en revanche, il faut augmenter le métabolisme en réduisant les temps de récupération, en insérant des sessions de travail aérobie dans les fiches. J'ai indiqué une progression pour l'activité aérobie dans le chapitre qui lui est consacré.

Phase métabolique ou décharge
Séri: 2/3
Répétitions: 20/25
Charge: jusqu'à 60% 1RM
Phase d'hypertrophie
Série: 3/4
Répétitions: 6/12
Charge: à 60% - 80% 1RM
Phase de force
Série: 4/5
Répétitions: 3/5
Charge: à 85% -100% 1RM

Combien de temps dure une phase de prise de masse ? Et un de force ?

Il n'y a pas de règles fixes ou scientifiquement établies.

En général, pour plus de commodité, il est bon de mettre en place un macrocycle en le divisant en mésocycles d'au moins quatre semaines chacun, en gardant certaines mesures corporelles surveillées qui peuvent indiquer quand il est temps d'insérer une phase de décharge.

Ces mesures incluent la température corporelle et la **fréquence cardiaque** qui sont les principales lectures qui indiquent quand le corps commence à se fatiguer. On peut donc fixer par exemple 8 semaines de force, avec une progression dans les charges comme indiqué plus haut. Et entrez une semaine de décharge après les quatre premières semaines parce que nous avons détecté une baisse de la température corporelle par rapport aux premières semaines, ou ce changement se produit après la sixième ou septième semaine. Chaque corps est différent et réagit différemment aux stimuli d'entraînement, toutes autres conditions étant égales.

En ce qui concerne la **phase de décharge**, il est possible de définir une **diminution partielle**, **moyenne** ou **forte** du *volume* d'entraînement, en fonction du niveau de fatigue ressenti. Une phase de déchargement peut durer une ou plusieurs semaines en fonction des mesures effectuées.

Une **phase de déchargement partiel** peut consister, par exemple, à réduire le travail à effectuer d'une seule série par rapport à une session d'entraînement "normale". Ou vous pouvez réduire la charge effectuée en diminuant la quantité d'effort perçu: si vous avez travaillé à 80% du maximum, utilisez des charges de 70% du maximum pour une même série et répétitions en respectant le protocole suivi.

Une **phase de décharge moyenne** peut consister à diviser par deux les séries effectuées pour un exercice donné et à réduire les charges utilisées de 10 à 15%.

Une **phase de forte décharge** peut consister à n'effectuer que des exercices d'isolement pour un district musculaire donné, en effectuant 3 séries de 12 répétitions avec une charge égale à 65% de la charge maximale.

Encore une fois, il n'y a pas de règles fixes.

Seules la pratique et les mesures individuelles peuvent déterminer si nous allons dans la bonne direction.

LES ÉTAPES À SUIVRE

Vous trouverez ci-dessous les étapes à suivre pour créer des fiches d'entraînement insérés dans la programmation établie.

1) Après avoir déterminé quel est notre *objectif*, nous décidons de suivre une **périodisation traditionnelle ou** une **périodisation ondulée**, dans ce cas en insérant un plus grand nombre de semaines avec des protocoles de force, d'hypertrophie ou de travail métabolique en fonction de l'objectif choisi.

2) Les **maximales** sont calculés pour chaque exercice, directement ou indirectement, comme vu ci-dessus.

3) Déterminer les **jours d'entraînement** pour chaque semaine du mésocycle

4) Déterminer la **progression des charges**, dans le cas d'un protocole de force ou d'hypertrophie. Il s'agira de définir **l'augmentation du nombre de répétitions** ou la **réduction des temps de récupération** en cas de protocoles métaboliques.

5) Choisir, pour chaque mésocycle, le **type de** *split routine* ou optez pour des **sessions en** *full body*.

6) Déterminer la **technique à utiliser** pour chaque mésocycle et pour chaque session hebdomadaire du mésocycle: c'est-à-dire choisir de réaliser des pyramides ou des supersets, etc...

7) Choisir les **exercices** pour chaque district musculaire à effectuer, lors de chaque session d'entraînement prévue pour un mésocycle donné.

8) Decider enfin, le nombre de **séries**, de **répétitions**, de **TUT** et de **temps de repos** entre les séries, en fonction de la charge initialement déterminée pour chaque exercice prévu.

Vous trouverez ci-dessous une série d'exemples de fiches basées sur les différents protocoles.
*Dans toutes les fiches un **TUT** de 2121 est utilisé, donc avec une exécution lente et contrôlée.*

PHASE DE FORCE

Phase de force. Section 1. Semaine 1

JOUR	MUSCLES	EXERCICES
Lundi	Full Body	Développé couché [3 séries @ 5-6 RM] Military press [3 séries @ 15-6 RM] Rameur au pulley [3 séries @ 5-6 RM] Curl haltères [3 séries @ 5-6 RM] Pull down cable [3 séries @ 5-6 RM] Leg curl [3 séries @ 5-6 RM] Squat [3 séries @ 5-6 RM] Crunch [3 séries @ 15-20RM]
Mardi	Repos	
Mercredi	Full Body	Développé couché [3 séries @ 5-6 RM] Military press [3 séries @ 15-6 RM] Rameur au pulley [3 séries @ 5-6 RM] Curl haltères [3 séries @ 5-6 RM] Pull down cable [3 séries @ 5-6 RM] Leg curl [3 séries @ 5-6 RM] Squat [3 séries @ 5-6 RM] Crunch [3 séries @ 15-20RM]
Jeudi	Repos	
Vendredi	Full Body	Développé couché [3 séries @ 5-6 RM] Military press [3 séries @ 15-6 RM] Rameur au pulley [3 séries @ 5-6 RM] Curl haltères [3 séries @ 5-6 RM] Pull down cable [3 séries @ 5-6 RM] Leg curl [3 séries @ 5-6 RM] Squat [3 séries @ 5-6 RM] Crunch [3 séries @ 15-20RM]
Samedi	Repos	Activité aérobie
Dimanche	Repos	

Phase de force. Section 1. Semaine 2

JOUR	MUSCLES	EXERCICES
Lundi	Full Body	Développé couché [3 séries @ 3-5 RM] Military press [3 séries @ 3-5 RM] Rameur au pulley [3 séries @ 3-5 RM] Curl haltères [3 séries @ 3-5 RM] Pull down cable [3 séries @ 3-5 RM] Leg curl [3 séries @ 3-5 RM] Squat [3 séries @ 3-5 RM] Crunch [3 séries @ 15-20RM]
Mardi	Repos	
Mercredi	Full Body	Développé couché [3 séries @ 3-5 RM] Military press [3 séries @ 3-5 RM] Rameur au pulley [3 séries @ 3-5 RM] Curl haltères [3 séries @ 3-5 RM] Pull down cable [3 séries @ 3-5 RM] Leg curl [3 séries @ 3-5 RM] Squat [3 séries @ 3-5 RM] Crunch [3 séries @ 15-20RM]
Jeudi	Repos	
Vendredi	Full Body	Développé couché [3 séries @ 3-5 RM] Military press [3 séries @ 3-5 RM] Rameur au pulley [3 séries @ 3-5 RM] Curl haltères [3 séries @ 3-5 RM] Pull down cable [3 séries @ 3-5 RM] Leg curl [3 séries @ 3-5 RM] Squat [3 séries @ 3-5 RM] Crunch [3 séries @ 15-20RM]
Samedi	Repos	Activité aérobie
Dimanche	Repos	

Phase de force. Section 1. Semaine 3

JOUR	MUSCLES	EXERCICES
Lundi	Full Body	Développé couché [3 séries @ 1-3 RM] Military press [3 séries @ 1-3 RM] Rameur au pulley [3 séries @ 1-3 RM] Curl haltères [3 séries @ 1-3 RM] Pull down cable [3 séries @ 1-3 RM] Leg curl [3 séries @ 1-3 RM] Squat [3 séries @ 1-3 RM] Crunch [3 séries @ 15-20RM]
Mardi	Repos	
Mercredi	Full Body	Développé couché [3 séries @ 1-3 RM] Military press [3 séries @ 1-3 RM] Rameur au pulley [3 séries @ 1-3 RM] Curl haltères [3 séries @ 1-3 RM] Pull down cable [3 séries @ 1-3 RM] Leg curl [3 séries @ 1-3 RM] Squat [3 séries @ 1-3 RM] Crunch [3 séries @ 15-20RM]
Jeudi	Repos	
Vendredi	Full Body	Développé couché [3 séries @ 1-3 RM] Military press [3 séries @ 1-3 RM] Rameur au pulley [3 séries @ 1-3 RM] Curl haltères [3 séries @ 1-3 RM] Pull down cable [3 séries @ 1-3 RM] Leg curl [3 séries @ 1-3 RM] Squat [3 séries @ 1-3 RM] Crunch [3 séries @ 15-20RM]
Samedi	Repos	Activité aérobie
Dimanche	Repos	

PHASE D'HYPERTROPHIE

Phase d'hypertrophie. Mésocycle 1. Semaine 1

JOUR	MUSCLES	EXERCICES
Lundi	Full Body	Développé couché haltères [3 séries @ 10-12RM] Military press haltères [3 séries @ 10-12RM] Rameur au pulley [3 séries @ 10-12RM] Curl haltères [3 séries @ 10-12RM] Pull down cable [3 séries @ 10-12RM] Leg curl [3 séries @ 10-12RM] Leg extension [3 séries @ 10-12RM] Crunch [3 séries @ 10-12RM] Extension mollets [3 séries @ 10-12RM]
Mardi	Repos	
Mercredi	Full Body	Ecartés avec haltères [3 séries @ 10-12RM] Élévations latérales haltères [3 séries @ 10-12RM] Tractions Lat machine [3 séries @ 10-12RM] Curl haltères [3 séries @ 10-12RM] Pull down cable [3 séries @ 10-12RM] Leg curl [3 séries @ 10-12RM] Leg extension [3 séries @ 10-12RM] Crunch [3 séries @ 10-12RM] Extension mollets [3 séries @ 10-12RM]
Jeudi	Repos	
Vendredi	Full Body	Développé couché haltères [3 séries @ 10-12RM] Military press haltères [3 séries @ 10-12RM] Rameur au pulley [3 séries @ 10-12RM] Curl haltères [3 séries @ 10-12RM] Pull down cable [3 séries @ 10-12RM] Leg curl [3 séries @ 10-12RM] Leg extension [3 séries @ 10-12RM] Crunch [3 séries @ 10-12RM] Extension mollets [3 séries @ 10-12RM]
Samedi	Repos	Activité aérobie
Dimanche	Repos	

Phase d'hypertrophie. Mésocycle 1. Semaine 2

JOUR	MUSCLES	EXERCICES
Lundi	Full Body	Développé couché haltères [3 séries @ 8-10RM] Military press haltères [3 séries @ 1 8-10RM] Rameur au pulley [3 séries @ 8-10RM] Curl haltères [3 séries @ 8-10RM] Pull down cable [3 séries @ 8-10RM] Leg curl [3 séries @ 8-10RM] Leg extension [3 séries @ 8-10RM] Crunch [3 séries @ 8-10RM] Extension mollets [3 séries @ 8-10RM]
Mardi	Repos	
Mercredi	Full Body	Ecartés avec haltères [3 séries @ 8-10RM] Élévations latérales con haltères [3 séries @ 8-10RM] Tractions Lat machine [3 séries @ 8-10RM] Curl haltères [3 séries @ 8-10RM] Pull down cable [3 séries @ 8-10RM] Leg curl [3 séries @ 8-10RM] Leg extension [3 séries @ 8-10RM] Crunch [3 séries @ 8-10RM] Extension mollets [3 séries @ 8-10RM]
Jeudi	Repos	
Vendredi	Full Body	Développé couché haltères [3 séries @ 8-10RM] Military press haltères [3 séries @ 1 8-10RM] Rameur au pulley [3 séries @ 8-10RM] Curl haltères [3 séries @ 8-10RM] Pull down cable [3 séries @ 8-10RM] Leg curl [3 séries @ 8-10RM] Leg extension [3 séries @ 8-10RM] Crunch [3 séries @ 8-10RM] Extension mollets [3 séries @ 8-10RM]
Samedi	Repos	Activité aérobie
Dimanche	Repos	

Phase d'hypertrophie. Mésocycle 1. Semaine 3

Les charges sont augmentées et les répétitions réduites, toujours avec contrôle des mouvements. Récupération entre un set et un autre de 60".

JOUR	MUSCLES	EXERCICES
Lundi	Full Body	Développé couché haltères [3 séries @ 6-8RM] Military press haltères [3 séries @ 6-8RM] Rameur au pulley [3 séries @ 6-8RM] Curl haltères [3 séries @ 6-8 RM] Pull down cable [3 séries @ 6-8RM] Leg curl [3 séries @ 6-8RM] Leg extension [3 séries @ 6-8RM] Crunch [3 séries @ 6-8RM] Extension mollets [3 séries @ 6-8RM]
Mardi	Repos	
Mercredi	Full Body	Ecartés avec haltères [3 séries @ 6-8RM] Élévations latérales con haltères [3 séries @ 6-8RM] Tractions Lat machine [3 séries @ 6-8RM] Curl haltères [3 séries @ 6-8RM] Pull down cable [3 séries @ 6-8RM] Leg curl [3 séries @ 6-8RM] Leg extension [3 séries @ 6-8RM] Crunch [3 séries @ 6-8RM] Extension mollets [3 séries @ 6-8RM]
Jeudi	Repos	
Vendredi	Full Body	Développé couché haltères [3 séries @ 6-8RM] Military press haltères [3 séries @ 6-8RM] Rameur au pulley [3 séries @ 6-8RM] Curl haltères [3 séries @ 6-8 RM] Pull down cable [3 séries @ 6-8RM] Leg curl [3 séries @ 6-8RM] Leg extension [3 séries @ 6-8RM] Crunch [3 séries @ 6-8RM] Extension mollets [3 séries @ 6-8RM]
Samedi	Repos	Activité aérobie
Dimanche	Repos	

Phase d'hypertrophie. Mésocycle 1. Semaine 4

Semaine de déchargement avant le nouveau mésocycle, diminuer les charges et augmenter les répétitions. Repos 45-60"

JOUR	MUSCLES	EXERCICES
Lundi	Full Body	Développé couché haltères [3 séries @ 10-12RM] Military press haltères [3 séries @ 10-12RM] Rameur au pulley [3 séries @ 10-12RM] Curl haltères [3 séries @ 10-12RM] Pull down cable [3 séries @ 10-12RM] Leg curl [3 séries @ 10-12RM] Leg extension [3 séries @ 10-12RM] Crunch [3 séries @ 10-12RM] Extension mollets [3 séries @ 10-12RM]
Mardi	Repos	
Mercredi	Full Body	Ecartés avec haltères [3 séries @ 10-12RM] Élévations latérales con haltères [3 séries @ 10-12RM] Tractions Lat machine [3 séries @ 10-12RM] Curl haltères [3 séries @ 10-12RM] Pull down cable [3 séries @ 10-12RM] Leg curl [3 séries @ 10-12RM] Leg extension [3 séries @ 10-12RM] Crunch [3 séries @ 10-12RM] Extension mollets [3 séries @ 10-12RM]
Jeudi	Repos	
Vendredi	Full Body	Développé couché haltères [3 séries @ 10-12RM] Military press haltères [3 séries @ 10-12RM] Rameur au pulley [3 séries @ 10-12RM] Curl haltères [3 séries @ 10-12RM] Pull down cable [3 séries @ 10-12RM] Leg curl [3 séries @ 10-12RM] Leg extension [3 séries @ 10-12RM] Crunch [3 séries @ 10-12RM] Extension mollets [3 séries @ 10-12RM]
Samedi	Repos	Activité aérobie
Dimanche	Repos	

Dans les deux mésocycle que nous venons de voir, le premier pour la force et le second pour l'hypertrophie, nous avons suivi les préceptes en ce qui concerne l'utilisation des charges et du nombre de répétitions, en ce sens *que plus la charge à soulever est lourde (relativement à la force d'un sujet donné), moins il y aura de répétitions que vous êtes capable de soulever*. Le protocole de force suppose l'utilisation de charges lourdes, entre 85% et 100% de la répétition maximale.

Dans ce cas donc la progression dans les charges est mise en évidence par le fait que les répétitions, égales au nombre des séries, diminuent entre une semaine et l'autre. Il en va de même dans le protocole pour l'hypertrophie, mais dans ce cas on part de charges inférieures, entre 60 et 80% de la charge maximale.

Dans les deux protocoles proposés, la semaine, ou microcycle, prévoit trois sessions d'entraînement en mode *full body*: tous les districts musculaires s'entraînent donc à chaque session.

Si on combine les deux protocoles, de force et d'hypertrophie, à l'intérieur d'un macrocycle, on obtient une periodisation de **type ondulé**.

Dans ce cas, il convient d'insérer au moins un *microcycle de recuperation* entre la phase de force et la phase d'hypertrophie. Le type *de repos, qu'il soit partiel, moyen ou fort*, dépendra, comme on l'a vu, du niveau de fatigue relative perçue à la fin du mésocycle.

Nous verrons dans un instant un exemple de phase de décharge. Tout d'abord, je vous propose un exemple de macrocycle de force et d'hypertrophie en utilisant des sessions d'entraînement avec *split routines.*

Note: **6-8RM donne une mesure de la charge utilisée**.

Dans ce cas, on suppose qu'avec la charge choisie on peut effectuer au maximum 8 répétitions et au moins 6.

Plus les répétitions augmentent, plus le poids utilisé est léger.

PHASE DE FORCE (2)

Phase de force. Section 2. Semaine 1

JOUR	MUSCLES	EXERCICES
Lundi	Partie haute	Développé couché [3 séries @ 6-8 RM] Military press [3 séries @ 6-8 RM] Ecartés avec haltères [3 séries @ 6-8 RM] Lat machine [3 séries @ 6-8 RM] Curl haltères [3 séries @ 6-8 RM] Pull down cable [3 séries @ 6-8 RM]
Mardi	Partie basse	Leg curl [3 séries @ 6-8 RM] Squat [3 séries @ 6-8 RM] Calf raise [3 séries @ 6-8 RM] Crunch [3 séries @ 15-20RM]
Mercredi	Repos	
Jeudi	Partie haute	Développé couché [3 séries @ 6-8 RM] Military press [3 séries @ 6-8 RM] Élévations latérales haltères [3 séries @ 6-8 RM] Lat machine [3 séries @ 6-8 RM] Curl haltères [3 séries @ 6-8 RM] Pull down cable [3 séries @ 6-8 RM]
Vendredi	Partie basse	Leg curl [3 séries @ 6-8 RM] Squat [3 séries @ 6-8 RM] Calf raise [3 séries @ 6-8 RM] Crunch [3 séries @ 15-20RM]
Samedi	Repos	Activité aérobie
Dimanche	Repos	

Phase de force. Section 2. Semaine 2

JOUR	MUSCLES	EXERCICES
Lundi	Partie haute	Développé couché [3 séries @ 3-5 RM] Military press [3 séries @ 3-5 RM] Ecartés avec haltères [3 séries @ 3-5 RM] Lat machine [3 séries @ 3-5 RM] Curl haltères [3 séries @ 3-5 RM] Pull down cable [3 séries @ 3-5 RM]
Mardi	Partie basse	Leg curl [3 séries @ 3-5 RM] Squat [3 séries @ 3-5 RM] Calf raise [3 séries @ 3-5 RM] Crunch [3 séries @ 15-20RM]
Mercredi	Repos	
Jeudi	Partie haute	Développé couché [3 séries @ 3-5 RM] Military press [3 séries @ 3-5 RM] Élévations latérales haltères [3 séries @3-5 RM] Lat machine [3 séries @ 3-5 RM] Curl haltères [3 séries @ 3-5 RM] Pull down cable [3 séries @ 3-5 RM]
Vendredi	Partie basse	Leg curl [3 séries @ 3-5 RM] Squat [3 séries @ 3-5 RM] Calf raise [3 séries @ 3-5 RM] Crunch [3 séries @ 15-20RM]
Samedi	Repos	Activité aérobie
Dimanche	Repos	

Phase de force. Section 2. Semaine 3

JOUR	MUSCLES	EXERCICES
Lundi	Partie haute	Développé couché [3 séries @ 2-3 RM] Military press [3 séries @ 2-3 RM] Ecartés avec haltères [3 séries @ 2-3 RM] Lat machine [3 séries @ 2-3 RM] Curl haltères [3 séries @ 2-3 RM] Pull down cable [3 séries @ 2-3 RM]
Mardi	Partie basse	Leg curl [3 séries @ 2-3 RM] Squat [3 séries @ 2-3 RM] Calf raise [3 séries @ 2-3 RM] Crunch [3 séries @ 15-20RM]
Mercredi	Repos	
Jeudi	Partie haute	Développé couché [3 séries @ 2-3 RM] Military press [3 séries @ 2-3 RM] Élévations latérales con haltères [3 séries @2-3 RM] Lat machine [3 séries @ 2-3 RM] Curl haltères [3 séries @ 2-3 RM] Pull down cable [3 séries @ 2-3 RM]
Vendredi	Partie basse	Leg curl [3 séries @ 2-3 RM] Squat [3 séries @ 2-3 RM] Calf raise [3 séries @ 2-3 RM] Crunch [3 séries @ 15-20RM]
Samedi	Repos	Activité aérobie
Dimanche	Repos	

Dans cette nouvelle phase de force les sessions d'entraînement sont au nombre de *quatre*, comme nous pouvons remarquer, les districts musculaires sont divisés en partie haute et partie basse, en gardant trois séries d'entraînement pour exercice et en augmentant les charges d'une semaine à l'autre, comme il ressort de la diminution du nombre de répétitions pour chaque exercice.

PHASE D'HYPERTROPHIE (2)

Phase d'hypertrophie. Mésocycle 2. Semaine 1.

JOUR	MUSCLES	EXERCICES
Lundi	Pectoraux, dorsales, jambes, abdomen	Développé couché haltères [4 séries @ 10-12RM] Ecartés avec haltères [4 séries @ 10-12RM] Rameur au pulley [4 séries @ 10-12RM] Leg curl [4 séries @ 10-12RM] Crunch [4 séries @ 10-12RM]
Mardi	Épaules, jambes, abdomen	Military press [4 séries @ 10-12RM] Élévations latérales [4 séries @ 10-12RM] Oiseau haltères [4 séries @ 10-12RM] Leg extension [4 séries @ 10-12RM] Leg Press [4 séries @ 10-12RM] Extension mollets [4 séries @ 10-12RM] Crunch [4 séries @ 10-12RM]
Mercredi	Bras, abdomen	Curl haltères [3 séries @ 10-12RM] Pull down cable [3 séries @ 10-12RM] Crunch [4 séries @ 10-12RM]
Jeudi	Pectoraux, dorsales, jambes, abdomen	Développé couché haltères [4 séries @ 10-12RM] Ecartés avec haltères [4 séries @ 10-12RM] Tractions Lat Machine [4 séries @ 10-12RM] Leg curl [4 séries @ 10-12RM] Crunch [4 séries @ 10-12RM]
Vendredi	Épaules, jambes, abdomen	Military press [4 séries @ 10-12RM] Élévations latérales [4 séries @ 10-12RM] Oiseau haltères [4 séries @ 10-12RM] Leg extension [4 séries @ 10-12RM] Leg Press [4 séries @ 10-12RM] Extension mollets [4 séries @ 10-12RM] Crunch [4 séries @ 10-12RM]
Samedi	Repos	Activité aérobie
Dimanche	Repos	

Phase d'hypertrophie. Mésocycle 2. Semaine 2.
Si aumentano i carichi, Repos 60-90"

JOUR	MUSCLES	EXERCICES
Lundi	Pectoraux, dorsales, jambes, abdomen	Développé couché haltères [4 séries @ 8-10RM] Ecartés avec haltères [4 séries @ 8-10RM] Rameur au pulley [4 séries @ 8-10RM] Leg curl [4 séries @ 8-10RM] Crunch [4 séries @ 15-20RM]
Mardi	Épaules, jambes, abdomen	Military press [4 séries @ 8-10RM] Élévations latérales [4 séries @ 8-10RM] Oiseau haltères [4 séries @ 8-10RM] Leg extension [4 séries @ 8-10RM] Leg Press [4 séries @ 8-10RM] Extension mollets [4 séries @ 8-10RM] Crunch [4 séries @ 15-20RM]
Mercredi	Bras, abdomen	Curl haltères [4 séries @ 8-10RM] Pull down cable [4 séries @ 8-10RM] Crunch [4 séries @ 8-10RM]
Jeudi	Pectoraux, dorsales, jambes, abdomen	Développé couché haltères [4 séries @ 8-10RM] Ecartés avec haltères [4 séries @ 8-10RM] Tractions Lat Machine [4 séries @ 8-10RM] Leg curl [4 séries @ 8-10RM] Crunch [4 séries @ 15-20RM]
Vendredi	Épaules, jambes, abdomen	Military press [4 séries @ 8-10RM] Élévations latérales [4 séries @ 8-10RM] Oiseau haltères [4 séries @ 8-10RM] Leg extension [4 séries @ 8-10RM] Leg Press [4 séries @ 8-10RM] Extension mollets [4 séries @ 8-10RM] Crunch [4 séries @ 15-20RM]
Samedi	Repos	Activité aérobie
Dimanche	Repos	

Phase d'hypertrophie. Mésocycle 2. Semaine 3.

On augmente le nombre de séries avec une charge moyenne-élevée. Repos de 60-90" entre les séries.

JOUR	MUSCLES	EXERCICES
Lundi	Pectoraux, dorsales, jambes, abdomen	Développé couché haltères [5 séries @ 8-10 RM] Ecartés avec haltères [5 séries @ 8-10 RM] Rameur au pulley [5 séries @ 8-10 RM] Leg curl [5 séries @ 8-10 RM] Crunch [4 séries @ 15-20 RM]
Mardi	Épaules, jambes, abdomen	Military press [5 séries @ 8-10 RM] Élévations latérales [5 séries @ 8-10 RM] Oiseau haltères [5 séries @ 8-10 RM] Leg extension [5 séries @ 8-10 RM] Leg Press [4 séries @ 8-10RM] Extension mollets [5 séries @ 8-10 RM] Crunch [4 séries @ 15-20RM]
Mercredi	Bras, abdomen	Curl haltères [5 séries @ 8-10RM] Pull down cable [5 séries @ 8-10RM] Crunch [4 séries @ 15-20RM]
Jeudi	Pectoraux, dorsales, jambes, abdomen	Développé couché haltères [5 séries @ 8-10 RM] Ecartés avec haltères [5 séries @ 8-10 RM] Tractions Lat Machine [5 séries @ 8-10 RM] Leg curl [5 séries @ 8-10 RM] Crunch [4 séries @ 15-20 RM]
Vendredi	Épaules, jambes, abdomen	Military press [5 séries @ 8-10 RM] Élévations latérales [5 séries @ 8-10 RM] Oiseau haltères [5 séries @ 8-10 RM] Leg extension [5 séries @ 8-10 RM] Leg Press [4 séries @ 8-10RM] Extension mollets [5 séries @ 8-10 RM] Crunch [4 séries @ 15-20RM]
Samedi	Repos	Activité aérobie
Dimanche	Repos	

Dans le mésocycle que nous venons de voir, les sessions d'entraînement sont au nombre de cinq par semaine, selon une *split routine* qui met l'accent sur le développement des muscles du bas du corps: les exercices pour les jambes (et l'abdomen) sont effectués en quatre séances sur cinq. Il s'agit de mettre en évidence comment, par exemple, dans une *split "Protocole Raimondi"*, un travail sur des muscles déficients, les jambes, dans ce cas, peuvent être insérées. Alors que les autres groupes musculaires sont entraînés deux fois par semaine.

La **progression** sur les charges est la même observée dans la phase d'hypertrophie précédente, à la différence que le nombre de séries d'entraînements a augmenté, passant de trois à quatre pendant les deux premières semaines. Au cours de la troisième semaine, les sets sont passés de quatre à cinq, gardant la charge levée (8-10RM).

J'ai inclus ce changement pour souligner comment nous pouvons agir non seulement sur la variable de poids, mais aussi sur la variable de *numéro de série* pour augmenter le volume d'un entraînement.

Tous ces exemples utilisent un *repos* entre des séries de 60 à 90 secondes. Au lieu de cela, en définissant une *phase métabolique* visant à perdre du poids, il est important d'augmenter le rythme de l'entraînement.

Dans ce cas, les temps de repos entre une série et la suivante seront **réduits**, peut-être en adoptant des techniques d'entraînement en circuit ou en utilisant des *super sets* ou des *trisets*.

Il est possible de **combiner** les différentes phases, les différents mésocycles proposés jusqu'à présent pour construire un macro-cycle qui contient des phases de force et d'hypertrophie adaptées à ceux qui s'entraînent sur le plan de la musculation.

D'autre part, ceux qui ont un intérêt primordial dans le développement de la force peuvent alterner les deux mésocycles de la force.

Cependant, je recommande à la prévoyance de vérifier votre condition physique, en mesurant votre *température corporelle* et votre *rythme cardiaque*, afin de déterminer quand insérer une **phase de décharge**.

Dans tous les cas, il est conseillé d'insérer cette phase de déchargement après 5-6 semaines d'entraînement afin de prévenir toutes situations de fatigue.

Exemple d'une session *full body* avec *Giant Set*, en deux sessions **AB** à répéter pendant quatre sessions hebdomadaires selon le schéma **ABAB**: effectuer un exercice après l'autre, avec des charges qui permettent d'effectuer un maximum de 15 répétitions pour un total de 6 série. *Repos de deux minutes entre les séries.*

A

MUSCLES	EXERCICES
Full Body *Giant Set* 6 séries	Élévations latérales [@ 15RM] Écartés haltères [@ 15RM] French Press [@ 15RM] Lat Machine [@ 15RM] Hammer Curl [@ 15RM] Leg Press [@ 15RM]

B

MUSCLES	EXERCICES
Full Body *Giant Set* 6 séries	Pulley [@ 15RM] Développé couché [@ 15RM] Military Press [@ 15RM] Curl EZ Bar [@ 15RM] Leg Press [@ 15RM]

Ci-dessous, un autre microcycle en deux sessions *full body* A-B, à répéter pendant quatre sessions hebdomadaires, avec le schéma A-B-A-B. Dans ce cas, pour la session A, nous avons inséré une superset pour la partie inférieure. Dans la session B, la superset concerne les exercices du haut du corps.

A

MUSCLES	EXERCICES
Full Body **Partie haute** *Charges élevées*	Pulley [4 séries @ 6-8RM] Repos 1 minute et 30 secondes Développé couché [4 séries @ 6-8RM] Repos 1 minute et 30 secondes Military press [4 séries @ 6-8RM] Repos 1 minute et 30 secondes
Partie inférieure *Charges légères*	SuperSet [4 séries]: Leg Curl [@ 15RM] Leg Extension [@ 15RM] Repos 40 secondi Fentes [30 répétitions]

B

MUSCLES	EXERCICES
Full Body **Partie inférieure** *Charges élevées*	Squat [4 séries @ 6-8RM] Repos 1 minute et 30 secondes Soulevé de terre [4 séries @ 6-8RM] Repos 1 minute et 30 secondes
Partie haute *Charges légères*	SuperSet [4 séries]: Curl haltères [@ 15RM] Élévations latérales [@ 15RM] Repos 40 secondes SuperSet [4 séries]: Lat Machine [@ 15RM] Pectoral Machine [@ 15RM] Repos 40 secondes

PHASE DE RÉCUPÉRATION

Dans ce mésocycle, nous *augmentons les répétitions en diminuant les charges maximales* utilisées, cela donne au corps le temps de récupérer après la phase de force, qui était une période de travail intense.

En parallèle, on réduit le temps de récupération entre une série et une autre pour augmenter le travail métabolique.

Cette procédure peut également être utilisée dans des protocoles de définition ou de perte de poids en association avec un régime hypocalorique.

Comme vous le verrez, ce sont des sessions *full body* avec des charges qui permettent de 15 à 20 répétitions, donc relativement faibles.

Aussi pour les phases de récupération, il est possible d'utiliser des sessions avec des *split routines* pour quatre ou cinq sessions hebdomadaires.

Ce qui compte, c'est d'utiliser des charges qui permettent un nombre élevé de répétitions.

Phase de récupération. Semaine 1
Repos 30-45" entre les sets

JOUR	MUSCLES	EXERCICES
Lundi	Full Body	Développé couché haltères [3 séries @ 15-20RM] Military press haltères [3 séries @ 15-20RM] Rameur au pulley [3 séries @ 15-20RM] Curl haltères [3 séries @ 15-20RM] Pull down cable [3 séries @ 15-20RM] Leg curl [3 séries @ 15-20RM] Leg extension [3 séries @ 15-20RM] Crunch [3 séries @ 15-20RM] Extension mollets [3 séries @ 15-20RM]
Mardi	Repos	
Mercredi	Full Body	Ecartés avec haltères [3 séries @ 10-12RM] Élévations latérales [3 séries @ 110-12RM] Rameur au pulley [3 séries @ 10-12RM] Curl haltères [3 séries @ 10-12RM] Pull down cable [3 séries @ 10-12RM] Leg curl [3 séries @ 10-12RM] Leg extension [3 séries @ 10-12RM] Crunch [3 séries @ 10-12RM] Extension mollets [3 séries @ 10-12RM]
Jeudi	Repos	
Vendredi	Full Body	Développé couché haltères [3 séries @ 15-20RM] Military press haltères [3 séries @ 15-20RM] Rameur au pulley [3 séries @ 15-20RM] Curl haltères [3 séries @ 15-20RM] Pull down cable [3 séries @ 15-20RM] Leg curl [3 séries @ 15-20RM] Leg extension [3 séries @ 15-20RM] Crunch [3 séries @ 15-20RM] Extension mollets [3 séries @ 15-20RM]
Samedi	Repos	
Dimanche	Repos	

Phase de récupération. Semaine 2
Repos 30-45" entre les sets

JOUR	MUSCLES	EXERCICES
Lundi	Full Body	Développé couché haltères [3 séries @ 15-20RM] Military press haltères [3 séries @ 15-20RM] Tractions lat machine [3 séries @ 15-20RM] Curl haltères [3 séries @ 15-20RM] Pull down cable [3 séries @ 15-20RM] Leg curl [3 séries @ 15-20RM] Leg press [3 séries @ 15-20RM] Crunch [3 séries @ 15-20RM] Extension mollets [3 séries @ 15-20RM]
Mardi	Repos	
Mercredi	Full Body	Ecartés avec haltères [3 séries @ 10-12RM] Élévations latérales [3 séries @ 110-12RM] Rameur au pulley [3 séries @ 10-12RM] Curl haltères [3 séries @ 10-12RM] Pull down cable [3 séries @ 10-12RM] Leg curl [3 séries @ 10-12RM] Leg extension [3 séries @ 10-12RM] Crunch [3 séries @ 10-12RM] Extension mollets [3 séries @ 10-12RM]
Jeudi	Repos	
Vendredi	Full Body	Développé couché haltères [3 séries @ 15-20RM] Military press haltères [3 séries @ 15-20RM] Tractions lat machine [3 séries @ 15-20RM] Curl haltères [3 séries @ 15-20RM] Pull down cable [3 séries @ 15-20RM] Leg curl [3 séries @ 15-20RM] Leg press [3 séries @ 15-20RM] Crunch [3 séries @ 15-20RM] Extension mollets [3 séries @ 15-20RM]
Samedi	Repos	
Dimanche	Repos	

Phase de récupération. Semaine 3
Repos 30-45" entre les sets

JOUR	MUSCLES	EXERCICES
Lundi	Full Body	Développé couché haltères [3 séries @ 15-20RM] Military press haltères [3 séries @ 15-20RM] Rameur au pulley [3 séries @ 15-20RM] Curl haltères [3 séries @ 15-20RM] Pull down cable [3 séries @ 15-20RM] Leg curl [3 séries @ 15-20RM] Leg extension [3 séries @ 15-20RM] Crunch [3 séries @ 15-20RM] Extension mollets [3 séries @ 15-20RM]
Mardi	Repos	
Mercredi	Full Body	Ecartés avec haltères [3 séries @ 10-12RM] Élévations latérales [3 séries @ 110-12RM] Rameur au pulley [3 séries @ 10-12RM] Curl haltères [3 séries @ 10-12RM] Pull down cable [3 séries @ 10-12RM] Leg curl [3 séries @ 10-12RM] Leg extension [3 séries @ 10-12RM] Crunch [3 séries @ 10-12RM] Extension mollets [3 séries @ 10-12RM]
Jeudi	Repos	
Vendredi	Full Body	Développé couché haltères [3 séries @ 15-20RM] Military press haltères [3 séries @ 15-20RM] Rameur au pulley [3 séries @ 15-20RM] Curl haltères [3 séries @ 15-20RM] Pull down cable [3 séries @ 15-20RM] Leg curl [3 séries @ 15-20RM] Leg extension [3 séries @ 15-20RM] Crunch [3 séries @ 15-20RM] Extension mollets [3 séries @ 15-20RM]
Samedi	Repos	
Dimanche	Repos	

QUELS EXERCICES UTILISER

La distinction classique entre exercices multi-articulaires et mo-no-articulaires génère souvent des confusions et des postures qui frôlent parfois le grotesque. S'ils sont utilisés correctement, c'est-à-dire avec un mouvement contrôlé et surtout insérés dans des mésocycles et des macrocycles établis sur la base des notions que nous avons expliquées jusqu'à présent, *tous les exercices conduisent à la réalisation de l'objectif* qui nous a été fixé à l'époque de l'élaboration du plan d'entraînement. **Le muscle réagit au stimulus auquel il est soumis**.

Bien sûr, si l'objectif est d'augmenter le travail métabolique, peut-être dans le but de perdre de la masse grasse, plus les muscles sont sollicités, plus la dépense énergétique est importante. Dans ce cas, il peut être judicieux d'utiliser davantage les exercices multi-articulaires.

Au vu d'un travail visant *l'hypertrophie*, peu de changements. Le muscle doit être soumis à un travail qui rompt l'homéostasie à laquelle tend le corps, par une charge d'entraînement croissante.

À cette fin, tout type d'exercice convient.

Il en va de même pour la diatribe sur les exercices de poids libres (avec haltères ou barres) ou les exercices liés avec les machines que l'on trouve en salle: *l'important est de soumettre le muscle à un effort d'entraînement qui force le muscle à grossir*.

Ainsi, de mon point de vue, l'utilisation d'un exercice plutôt qu'un autre pour un district musculaire donné devient plus une question de goût personnel qu'une indication dogmatique ou scientifique. Ci-dessous je vous propose une série d'exercices, pour chaque district musculaire, qui pour moi sont à privilégier.

Mais, je le répète, ce n'est pas la vérité absolue.

Ce qui compte, **c'est une exécution correcte**, avec un **mouvement contrôlé** qui dure le bon laps de temps. Je laisse au lecteur le soin d'interpréter quel est le "bon" moment.

Chaque corps humain est différent, la structure des muscles est différente d'un individu à l'autre, le nombre de fibres de type I et de type II diffère d'un individu à l'autre et d'un muscle à l'autre.

Ce n'est qu'en essayant et en vérifiant les résultats obtenus qu'il est possible de trouver et d'organiser la formation optimale.

PECTORAUX
- Push up (pompes)
- Chest press
- Développé couché haltères
- Développé incliné haltères
- Ecartés avec haltères

DORSALES
- Tractions
- Pulley
- Lat machine (prise étroite, prise large)
- Rameur avec guidon

ÉPAULES
- Military Press haltères
- Élévations latérales haltères
- Oiseau haltères haltères

BICEPS
- Curl haltères
- Curl barre

TRICEPS
- French press haltères
- Kick back haltères
- Push down

JAMBES
- Squat
- Fentes
- Leg press
- Leg extension
- Leg curl

ABDOMINAUX
- Crunch
- Sit up sur le banc
- Crunch inversé

Confinement

Dans ce livre, il est supposé que les gymnases sont ouverts et des exercices avec des appareils de gymnastique typiques sont proposés.

En période de confinement on peut remplacer la plupart des exercices par du matériel que l'on peut utiliser, ou avoir déjà, à la maison: un set de base comprend un **banc de musculation** inclinable, un ou plusieurs sets de **haltères**, une **barre** pour les tractions.

Tous les articles peuvent être facilement achetés neufs ou d'occasion. Le plus important est d'avoir suffisamment de **charges** pour stimuler la croissance musculaire.

Il est possible de remplacer le manque de poids adéquat par une augmentation du nombre de répétitions.

Cela garantit des améliorations, en particulier pour ceux qui ne cherchent pas à augmenter leur force.

Pour augmenter la force, il faut soulever des poids capables de pousser le muscle à adapter sa capacité et sa structure au poids soulevé.

La règle est toujours qu'*un certain mouvement vaut mieux que pas de mouvement.*

Plus complexe est le travail à faire en dehors de la salle lié aux *jambes* dans lequel il faut remplacer les machines comme la *presse, leg extension* et *leg curl* par des *squats* et des *fentes*, en *augmentant le nombre de répétitions* et en utilisant les haltères.

Si nous ne pouvons vraiment pas nous procurer d'outils, nous pouvons effectuer des *exercices corporels* tels que des *pompes*, des *crunchs*, des *squats*, des f*entes* et toutes leurs variations infinies, qui nous permettent au moins de garder la forme.

Dans ce cas, je vous conseille de vous en tenir à un plan qui consiste à effectuer 50 pompes par jour, 50 squats de poids corporel et 50 crunchs et à augmenter le nombre jusqu'à 100 répétitions, réparties en séries de 20, 25: avec une demi-heure chaque jour vous vous sentirez comme un lion!

Si vous n'êtes pas assez entraîné, fixez-vous comme objectif d'atteindre ce niveau au bout d'un ou deux mois, en partant de là où vous en êtes et en augmentant de 10 répétitions chaque jour ou chaque semaine, selon votre forme initiale.

Le secret réside dans **la volonté** d'effectuer une, deux, trois répétitions supplémentaires à chaque entraînement: *les muscles se tonifient en les faisant travailler*, ils sont faits pour cela, et en même temps augmentent le métabolisme et la consommation d'énergie.

BIBLIOGRAPHIE

Arienti, Giuseppe, Le basi molecolari della nutrizione, 3.Ed., Padova, Piccin, 2011

Delavier Frederic., The Strength Training Anatomy, Human Kinetic,(2011)

Esposito, Daniele, Project Diet 1 e 2, Milano, Project Invictus (2017)

Esquerdo, Óscar Maria Enciclopedia degli esericizi di muscolazione, Cesena, Elika srl Editrice (2011) Ed.Or. (2008)

Ferlito, Alessio Project Strength, Brescia, Project Invictus (2016)

Johnston, Brian D., Eccellenza Tecnica, Firenze, Sandro Ciccarelli Editore, (2007), Ed.Or. (2003)

Johnston, Brian D., La scienza dell'esercizio, Firenze, Sandro Ciccarelli Editore, (2006), Ed.Or. (2003)

Lafay, Olivier Methode De Musculation, Paris (2004)

Liparoti, Fabrizio Project bodybuilding, Brescia, Project Invictus (2018)

Lyle McDonald Ultimate Diet 2.0

McArdle, Katch, Katch Exercise Physiology (1994)

Neri M.,Bargossi A.,Paoli A Alimentazione fitness e salute, Cesena, Elika, (2002)

Roncari, Andrea Project Exercise vol 1 e 2, Milano, Project Invictus (2017-2018)

Schoenfeld, Brad Science and development of muscle hypertrophy (2016)

Schoenfeld, Brad The M.A.X. Muscle Plan (2013)

Schwarzenegger, Arnold, The new Encyclopedia of Modern Bodybuilding, New York (1998)

Weineck Jurgen, Optimales Training, 15.Ed. (2007)

Weider Joe, Ultimate Bodybuilding (1988)

=== Andrea Raimondi ===

REMARQUES

=== Andrea Raimondi ===

=== Andrea Raimondi ===

Écrivez à info@fitnessedintorni.it pour des conseils personnalisés sur votre entraînement

Visitez www.fitnessedintorni.it
ou écrivez à info@fitnessedintorni.it

=== Andrea Raimondi ===

Printed in Great Britain
by Amazon

20940242R00061